DE L'URÉE

DANS

LES VOMISSEMENTS

PAR

Le Dr Albert JUVENTIN

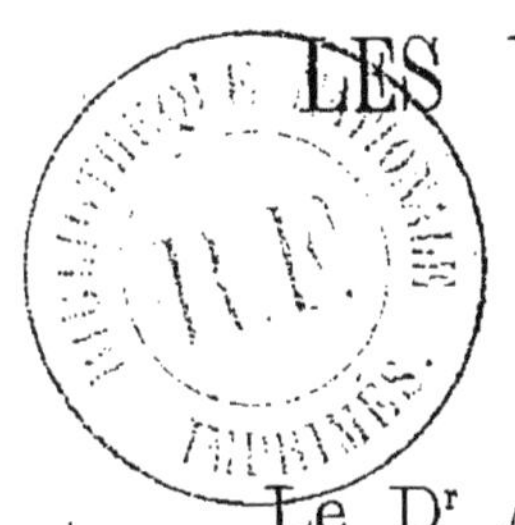

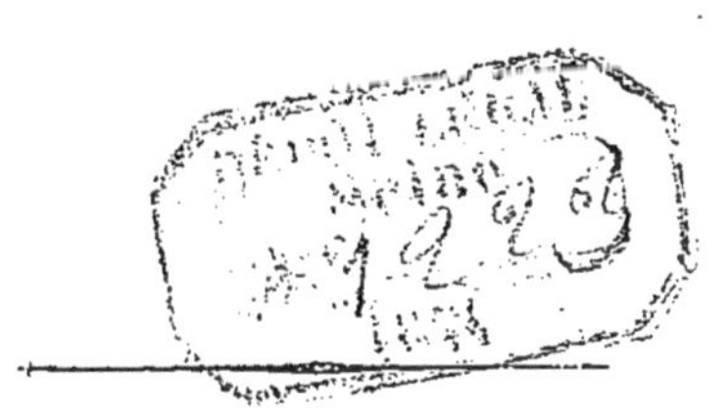

PARIS

LIBRAIRIE J.-B. BAILLIÈRE ET FILS,

19, Rue Hautefeuille, près le boulevard Saint-Germain.

—

1874

DE L'URÉE

DANS LES VOMISSEMENTS.

DANS LES VOMISSEMENTS.

CONSIDÉRATIONS GÉNÉRALES.

Il y a dans l'être organisé une corrélation et pour ainsi dire une solidarité si intime dans le fonctionnement des divers appareils, que si le rôle de l'un d'eux vient à être gêné, suspendu ou détruit, les autres organes s'efforcent de suppléer, dans leur ensemble, à la fonction de celui qui ne peut plus accomplir sa tâche et font un travail étranger à celui qui leur est dévolu, c'est-à-dire un travail anormal.

En d'autres termes, lorsqu'un produit d'élimination, tel que l'urée, charrié par le sang jusqu'à son organe éliminateur, y trouve un obstacle complet ou incomplet, ce produit reste dans le sang et s'y accumule. Alors des accidents surviennent; il y a intoxication. Nous ne prétendons pas que dans cette intoxication, c'est l'urée qui est le seul ou même le principal poison, d'autres substances, les matières extractives, ont rencontré le même obstacle que l'urée à leur élimination, et retenues dans le sang, elles sont sans doute une cause importante de l'empoisonnement. Alors apparaissent des vomissements, des diarrhées, des sueurs, des éruptions, des catarrhes bronchiques. On a supposé, sans le démontrer encore, que ces états pathologiques secondaires étaient occasionnés par ces produits toxiques qui, n'étant pas éliminés par la voie ordinaire, provoquaient un fonctionnement anormal d'autres surfaces, les muqueuses stomacale et intestinale, la peau et la muqueuse respiratoire.

C'est dans ces fonctions que nous voyons une sorte de solidarité, puisqu'elles viennent, dans ces circonstances, remplir un rôle qui n'est pas le leur, mais bien celui de l'organe éliminateur principal de l'urée. Et cette fonction ne peut être considérée comme une complication grave, mais bien comme une émonction supplémentaire pour atténuer ou retarder l'effet de l'intoxication.

Peut-on dire qu'il y a suppléance et compensation? Non, ces dénominations sont mauvaises, car plusieurs grammes qui ne sont pas éliminés par les urines ne peuvent être remplacés par les quelques centigrammes que l'on trouve dans les vomissements, les diarrhées, la sueur, la salive, etc. La suppléance et la compensation ne se produisent réellement qu'à titre d'exception, comme cela a été vu dans quelques cas d'anurie soit chez des hystériques, soit chez des cholériques.

La recherche de l'urée dans tous les excreta est un sujet beaucoup trop vaste pour que nous osions l'aborder. Nous nous bornerons à sa recherche dans les vomissements et à présenter les quelques chiffres que nous avons obtenus du dosage de l'urée, en regrettant de n'avoir pas eu des vomissements provenant d'une plus grande variété de maladies. C'est le commencement d'un travail dont le champ est très-vaste, et nous y apportons notre faible part.

C'est la chimie qui nous révélera le résultat des diverses modifications survenues dans le fonctionnement de nos organes et nous dévoilera la substance que nous cherchons.

En même temps que dans les vomissements, nous avons, autant que possible, dosé la quantité d'urée renfermée dans l'urine émise pendant les vingt-quatre heures du jour précédent, du jour où les vomissements avaient lieu et du lendemain, pour voir s'il existait un rapport constant entre ces diverses quantités, en observant les phénomènes morbides qui se passaient chez le sujet qui les avait fournis, afin d'établir, par la corrélation de cause à effet, un motif à une augmentation ou à une diminution d'urée, soit dans l'urine, soit dans les vomissements.

Mais avant de commencer, nous voulons remplir un devoir que nous impose notre gratitude et notre profonde reconnaissance envers M. le professeur Bouchard, et le remercier de l'extrême bonté qu'il a mise à nous guider dans nos recherches et à nous aider de ses précieux enseignements en mettant à notre disposition les manuscrits de ses leçons sur l'urée, professées à l'hôpital de la Charité, qui nous ont été une ressource si utile pour le sujet que nous avons à traiter. Nous serions trop heureux, si nous pouvions lui montrer, par cette étude, le profit que nous avons fait de ses doctes leçons.

HISTORIQUE.

Le nombre des expérimentateurs qui se sont attachés à la recherche de l'urée dans les vomissements n'est pas très-considérable.

Dès 1810, Nysten (1) la reconnut dans les vomissements d'une femme (Joséphine Roulier), atteinte d'hystérie, dont M. Charcot a rapporté l'observation, et Barruel fit les mêmes recherches.

MM. Prévost et Dumas (2), en 1821, la constatèrent chez des animaux néphrotomisés.

Marchand (3) la vit dans des matières vomies à la suite d'une extirpation des reins.

Vauquelin et Ségalas (4), Cl. Bernard et Bareswill (5) découvrirent la présence de sels ammoniacaux dans le liquide stomacal à la suite de la néphrotomie.

M. Picard (6), dans sa thèse, donne une analyse de vomissements dans la maladie de Bright et montre qu'il y a de l'urée.

MM. Charcot et Gréhant (7) l'ont reconnue dans

(1) Journ. de chim. méd., 1820, t. III.
(2) Ann. de chim. et phys., t. XXIII.
(3) Journ. für chimie, t. II.
(4) Journal de Chimie de Magendie, t. II.
(5) Arch. gén. de méd., 1847.
(6) Thèse de Strasbourg, 1856.
(7) Charcot. — Leçons sur le système nerveux (de l'ischurie hystérique), 1872-73.

les vomissements d'une femme atteinte d'ischurie hystérique.

M. Secouet (1) publie une observation d'une femme hystérique anurique dont les matières vomies furent analysées par M. de Fontréaulx, qui y trouva une très-forte proportion d'urée.

Au mois de septembre 1872, M. Fernet (2), dans un cas d'oligurie et d'anurie hystérique, analogue à celui que cite M. Charcot, fit faire, par M. Ernest Hardy, un certain nombre d'analyses d'urine et de matières vomies pour déterminer la quantité d'urée éliminée soit par les reins, soit par l'estomac.

Toutes ces recherches ont porté pour la plupart sur des vomissements incoercibles des hystériques ou de maladie de Bright.

La présence de l'urée a été constatée aussi dans les déjections stomacales produites par l'urémie, et, dès lors, on accusa d'être atteints d'urémie les sujets qui présentaient cette substance dans leurs matières vomies.

Mais c'est à M. Bouchard, le premier, qu'il faut attribuer la recherche, dans tous les vomissements, de ce produit d'élimination, et, après de nombreuses analyses, il a dû conclure qu'on ne peut pas déduire, de la présence de l'urée dans les vomissements, qu'il y a urémie, puisqu'il a prouvé que tous en contenaient. Ce fait est des plus impor-

(1) Thèse de Paris, 1873.
(2) Union médicale, 1873, n° 45.

tants et détruit une opinion fort accréditée dans le monde scientifique.

Tel est le but de notre thèse.

DE L'URÉE.

Au point de vue chimique. — Esquissons rapidement son histoire.

Ce corps a pour formule, d'après l'ancienne annotation $C^2 H^4 Az^2 O^2$ et d'après la formule atomique de M. Wurtz $CH^4 Az^2 O$, 4 équivalents d'eau en plus donnent 2 équivalents de carbonate d'ammoniaque :

$$C^2 H^4 Az^2 O^2 + 4 HO = 2 (Az H^3 CO^2 + HO).$$

Elle fut entrevue pour la première fois par Rouelle le jeune, en 1773, qui la retira de l'urine à l'état impur, dont elle est un des principes immédiats les plus abondants.; par Fourcroy et Vauquelin. Il était réservé à Wœhler, en 1828, de l'obtenir artificiellement au moyen d'une synthèse, d'autant plus remarquable que c'est une des premières qui aient pu être faites.

La méthode synthétique de Wœhler consiste à unir l'acide cyanique à l'ammoniaque.

Pour l'extraire de l'urine, on fait évaporer celle-ci jusqu'à consistance sirupeuse, puis on y ajoute de l'acide azotique, qui forme avec l'urée une combinaison très-peu soluble dans l'eau froide; on obtient ainsi des cristaux en lamelles jaunâtres d'azotate d'urée. On traite ce sel par du carbonate de potasse ou de baryte, puis par l'alcool froid, qui

dissout l'urée, que l'on sépare ensuite par l'évaporation.

Au point de vue physiologique. — On la trouve
dans tout l'organisme en plus ou moins grande
quantité, dans le sang, la sueur, la salive, la bile,
le lait, l'humeur vitrée et aqueuse de l'œil, etc.

C'est, de toutes les matières azotées, celle qui
contient le plus d'azote, puisque 28 grammes
d'urée renferment 13 grammes d'azote, c'est-à-dire
dans la proportion de 46,7 pour 100.

L'urée résulte des phénomènes de désassimilation qui ont lieu dans l'intimité de nos tissuss
et non pas dans les reins, comme on le pensait
avant MM. Prévost et Dumas, qui reconnurent,
après une néphrotomie opérée sur un chien, que
l'urée s'accumulait dans le sang, et attribuèrent sa
formation à un phénomène d'oxydation des matières albuminoïdes dans le tissu capillaire. Les
reins jouent le rôle de filtre pour extraire l'urée du
sang et le faire passer dans l'urine. Vauquelin,
Mitcherlich, Gmelin, Müller, Claude Bernard et
Bareswill adoptèrent cette opinion.

MM. Marchand, Fr. Simon, Strohl, Hervier,
Verdeil, Picard, Poiseuille et Gobelet, Meissner et
Schepard, Wurtz et Gréhant l'ont vue tour à tour
dans le sang d'un individu sain et ont même pu
en établir le dosage.

M. Wurtz, en reconnaissant la présence de
l'urée dans le chyle, la lymphe, le liquide amnio-
tique, pense que c'est une preuve que l'urée prend
naissance dans l'intimité des tissus et non dans le

système capillaire. M. Claude Bernard a vu que, dans l'estomac des animaux néphrotomisés, il y avait des sels ammoniacaux. « Nous pensons, dit ce savant, que l'urée existe dans tous les cas à l'état d'urée dans le sang ; mais ce qui fait qu'elle se montre dans les fluides intestinaux sous l'apparence de sels ammoniacaux, et non avec les caractères propres de l'urée, c'est qu'à l'instant même où cette substance parvient dans le tube intestinal, elle se trouve en dissolution dans les fluides, au sein desquels s'opèrent des phénomènes de la nature des fermentations, qui, d'une manière incessante, la détruisent en sels ammoniacaux à mesure qu'elle arrive. »

C'est ce qui a donné lieu à la théorie de M. Frerichs, qui pense que l'urée ne devient un produit toxique que lorsqu'elle se transforme en carbonate d'ammoniaque, sous l'influence d'un ferment particulier. Mais Beale (1) a cependant noté plusieurs fois l'absence de ce ferment ; et Chalvet (2) dit qu'aucune analyse positive n'a démontré jusqu'ici la décomposition de l'urée en carbonate d'ammoniaque dans le sang ; mais il conteste ce fait uniquement pour la pathogénie de l'urémie ; il est persuadé, au contraire, que plusieurs infections légères ou graves ont lieu par le mélange au sang de matières ayant subi la fermentation putride dans les cavités de l'organisme, et sa transformation en sels ammoniacaux dans le tube digestif.

Pour M. Bouchardat qui a étudié l'urée à l'état

(1) Traité des urines, traduit par MM. Ollivier et Bergeron, 1865.
(2) Comptes rendus de la Société de Biologie, 1867.

pathologique, les matières protéiques sont moins aptes à être transformées dans l'économie que la glycose et plusieurs matériaux de la bile et il croit que la production de l'urée ne résulte point de l'oxydation, mais du dédoublement des principes immédiats azotés.

M. Picard a recherché l'urée dans les différentes sécrétions de l'organisme et a trouvé pour 100 par ties dans

les humeurs de l'œil. . . .	0^{gr},500
la sueur	0 .,088
la sérosité du vésicatoire. .	0 ,060
la salive	0 ,035
le liquide de l'amnios . . .	0 ,035
la bile	0 ,030
le sang.	0 ,016
le liquide de l'ascite	0 ,015

Ces expériences ont aussi prouvé que les reins servent à éliminer l'urée et que celle-ci existe dans le sang avant d'être mêlée à l'urine. — Il peut se former de l'urée dans le rein lui-même, mais alors cet organe se comporte comme tous les autres et cette formation a lieu aux dépens de la substance même des tissus du rein.

Le sang lui-même, d'après Lehmann, se comporte comme tous les tissus organiques, et il admet qu'une très-petite quantité d'urée qui y est contenue provient de sa destruction propre, qui se fait continuellement dans le torrent de la circulation.

M. Ségalas a reconnu que l'urée, introduite dans la circulation, ne subit aucune décomposition et ne donne lieu à aucun phénomène toxique, pourvu que son élimination ne soit pas entravée. On en constate immédiatement une augmentation dans l'urine.

M. Gallois, qui a tué des lapins avec 20 grammes d'urée, pense qu'elle empoisonne sans qu'il soit nécessaire de se transformer en carbonate d'ammoniaque ; car, ayant recueilli l'air que ces animaux expiraient, il n'a pu découvrir la moindre trace de carbonate d'ammoniaque.

De nombreuses expériences de Voit montrent qu'il y a emprisonnement si l'urée ingérée trouve un obstacle à son élimination. Ainsi des chiens n'ont ressenti aucun effet toxique de fortes doses d'urée, si on les laissait boire à satiété ; d'autres ont été empoisonnés, avec tous les symptômes urémiques, si on les privait de boisson.

M. Meissner a reconnu, dans ses expériences sur les chiens et les lapins, auxquels il avait pratiqué la néphrotomie, que l'urée s'accumulait moins dans le sang des premiers que chez les seconds, parce que les chiens vomissaient presque toujours et non pas les lapins, et il découvrit que ces vomissements renfermaient de l'urée ou des produits de transformation de cette substance.

M. Brown-Séquard a fait de curieux calculs sur la quantité d'urée qui traverse les reins. — On sait, d'après M. Picard, que la veine rénale contient deux et trois fois moins de cette substance que l'artère ; ainsi, connaissant le diamètre de ces vaisseaux et la vitesse du sang, ce savant a trouvé qu'en 24 heures les reins étaient traversés par

900 kilogrammes de sang. D'un autre côté, 1 kilogramme de sang contient 0,16 centigrammes d'urée, ce qui fait que les reins sont traversés par 144 grammes d'urée dans les 24 heures. Reste à tenir compte de la différence entre les quantités d'urée de l'artère et de la veine, et l'on trouve que le sang abandonne aux reins de 48 à 72 grammes d'urée. Ce chiffre est certainement exagéré, on n'en trouve pas une quantité si grande à l'état normal. D'où vient l'erreur? — M. Picard aurait-il donné un chiffre trop élevé pour le rapport entre la quantité d'urée de l'artère et celle de la veine, ou M. Brown-Séquard a-t-il exagéré la masse de sang qui traverse les reins?

Influence des maladies et des médicaments. — Chez un individu dans un état pathologique, l'urée peut subir des variations et présenter une différence très-grande dans sa quantité, suivant la maladie dont il est atteint. On a reconnu que dans les maladies où il y a pauvreté de sang, l'urine, qu'on appelait urine anémique, contenait une très-faible proportion d'urée. D'autres maladies : l'urémie, la néphrite albumineuse, l'hépatite chronique, la fièvre jaune, les hydropisies, certaines variétés d'hystérie et autres affections convulsives, et quelques maladies chroniques ont présenté une diminution d'urée dans la quantité normale d'urine sécrétée dans les 24 heures. Toutes celles qui peuvent amener une diminution dans la nutrition, telles que rétrécissement de l'œsophage, cancer du cardia ou une imperméabilité rénale, en diminuent aussi la quantité.

M. Robin pense pouvoir attribuer cette diminution aussi bien à la diète ou au régime débilitant, qu'à la maladie.

Un mouvement fébrile peut augmenter la sécrétion momentanée de l'urée. D'autres affections, telles que la fièvre typhoïde, la pneumonie, le rhumatisme articulaire aigu, les fièvres intermittentes, la phthisie pulmonaire, peuvent aussi amener une augmentation dans la formation de l'urée.

L'influence des médicaments se fait aussi sentir dans l'élimination de l'urée. On compte parmi ceux qui en diminuent la quantité : la digitale qui agit en diminuant sa production, l'acide arsénieux, l'acétate de plomb, le bromure de potassium, et parmi ceux qui l'augmentent sont : l'iodure de potassium, le colchique, la scille, la térébenthine, le gaïac, la rhubarbe.

Puisque les phthisiques ont de la fièvre, que l'économie entière est atteinte, que la désorganisation semble l'emporter sur l'assimilation, il semblerait que les vomissements chez ces malades, lorsqu'ils ont lieu, devraient contenir une plus grande quantité d'urée qu'ils n'en renferment, quoique celle-ci soit très-sensiblement augmentée. Une telle objection serait très-juste, si l'on ne tenait compte de l'abondance des autres excreta : les sueurs très-considérables qui accompagnent cette affection servent de voie d'élimination à l'urée, la diarrhée, la sécrétion salivaire et bronchique, tout contribue à entraîner au dehors cette matière.

Si, dans certaines maladies, telles que l'urémie, le choléra, la maladie de Bright avec vomissements, il y a augmentation de la quantité d'urée dans le sang, il n'en est pas de même chez les hystériques. Les expériences minutieuses auxquelles se sont livrés MM. Charcot et Gréhant, prouvent que, malgré la quantité très-notable d'urée contenue dans les vomissements hystériques, on ne peut les comparer aux vomissements urémiques. Ils ont trouvé, en effet, que 100 grammes d'un individu sain renfermait 0^{gr},034 milligrammes d'urée, et que, dans la même quantité de sang d'une hystérique, ils ont trouvé 0^{gr},036 milligrammes d'urée.

DE L'URÉE DANS LES VOMISSEMENTS.

L'excrétion de l'urée par la muqueuse stomamacale est normale; elle se fait en quantité proportionnelle à celle contenue dans la partie aqueuse du sang, c'est-à-dire que si cette portion aqueuse était représentée par 1000, et l'urée par 1, tous les exsudats de la muqueuse contiendraient un millième d'urée.

Le sang contient à l'état normal 0,16 centig. d'urée par litre en moyenne. La partie séreuse de celui-ci, qui renferme l'urée, est de 520 centim. cubes par litre, approximativement. Si 0,16 centig. sont contenus dans 520 cent. cubes, un litre renfermera 0,31 centig. d'urée. Ainsi, à l'état normal, alors qu'aucune cause n'aura pu modifier la quantité d'urée dans le sang, on doit trouver 0,31 centig. par litre d'exsudat, ou des quantités proportionnelles à ces données.

La muqueuse stomacale laisse passer l'urée, avec la partie liquide du sang, comme le ferait un filtre, sans choix ni préférence pour cette substance.

Ces phénomènes se passent différemment dans les reins ; ces organes sont autre chose de plus qu'un filtre ; ils possèdent une propriété élective pour l'urée (sans exclusion des autres principes de l'urine qui se trouvent dans le sang, tels que acide urique, matières extractives, urates de sels minéraux divers), possèdent une propriété élective pour l'urée, disons-nous, puisqu'à l'état normal ils en laissent passer de 19 à 24 grammes en vingt-quatre heures, ou en 1350 cent. cubes, c'est-à-dire de 14 à 18 gr. (16 en moyenne) par litre d'urine ; ce qui équivaut à une proportion de 16 gr. à 0,31 centig.

Nous voyons par ces chiffres que le rein laisse passer de l'urée en quantité 51,6 fois plus considérable que de parties séreuses, et que la même proportion doit exister entre ces organes et la muqueuse stomacale, puisque par celle-ci l'élimination ne se fait pas d'une manière élective pour cette substance, mais en raison directe de la quantité contenue dans le sang.

Partant de ce principe, on peut déduire que :

1° La quantité d'urée éliminée en vingt-quatre heures, abstraction faite de celle de l'urine, indique approximativement l'activité de la désassimilation à l'état normal.

2° La quantité d'urée contenue dans 1 litre d'urine, divisée par 51,6, donne la quantité d'urée contenue dans 1 litre de plasma sanguin, à supposer que les reins soient normaux.

3° En multipliant par 51,6 la quantité d'urée par litre de vomissements, on a celle contenue dans 1 litre d'urine.

Si elle s'accumule dans le sang, elle augmente dans les vomissements et l'urine.

Si elle diminue, on en trouve moins dans ceux-ci.

4° Lorsque les vomissements contiennent plus d'urée qu'à l'état normal, et les urines moins, on est en droit de supposer qu'il y a obstacle aux reins.

DU PROCÉDÉ DE DOSAGE DE L'URÉE.

Jusqu'à aujourd'hui on s'est servi de beaucoup de procédés. — La précision et surtout la facile exécution sont ici une question capitale, car on ne peut aboutir à une solution juste si l'on n'obtient dans le principe des données justes, et des chiffres exacts. Si parfois on est arrivé à avoir la précision, on est plus ou moins éloigné de la prompte et facile exécution, et c'est ce qui fait rejeter ces recherches dans la pratique journalière, et par suite négliger l'étude de l'urée dans l'économie à l'état pathologique.

Ce qui prouve très-bien l'imperfection des procédés, c'est leur grand nombre, et pour n'en citer que quelques-uns, nous avons ceux de Heintz, Bunsen, Chalvet, G. Bouchardat, Leconte, Liebig, Millon, Gréhant, Boymond, Knopp, Hüfner, etc., etc., ou des modifications de ceux-ci.

Ce n'est pas du parallèle entre ces divers procédés dont nous voulons nous occuper ici, ni de leur discussion; nous ne faisons que les signaler sans les décrire. Mais nous nous attacherons à faire connaître en détail de quelle manière on opère avec le procédé que nous avons choisi et adopté, parce que c'est le plus commode et le moins imparfait de tous, Je veux parler de celui de M. Bouchard.

Après toutes les modifications successives qu'il a fait subir à son procédé, M. le professeur Bouchard est arrivé à une très-grande simplicité et à remplir toutes les indications voulues.

Cette méthode est certainement plus longue à décrire qu'à pratiquer; car dans cinq minutes on peut facilement faire un dosage d'urée.

Voici comment on procède :

Dans un tube-gradué, d'une longueur de 50 à 60 centimètres et de 1 centimètre et demi de diamètre, fermé par un bout, et dont nous ferons connaître plus tard la graduation, on verse d'abord du réactif de Millon, remplissant le fond du tube jusqu'à une hauteur de 5 à 6 centimètres. — On verse par-dessus du chloroforme, en tenant le tube légèrement incliné, de manière à le faire couler le long de la paroi interne, afin d'éviter le mélange avec le réactif de Millon, on en verse, disons-nous, jusqu'à une hauteur distante de l'ouverture de 6 à 8 centimètres. — Puis avec une pipette à capacité fixe, de 2 centimètres cubes, on prend de l'urine que l'on verse sur le chloroforme et on finit de remplir le tube jusqu'au bord avec de l'eau pure. — Alors on applique le pouce, préalablement muni d'un doigtier en caoutchouc, sur l'ouverture, de manière à boucher hermétiquement, sans intercepter les bulles d'air.

Il est bien évident que dans toutes ces conditions le tube doit toujours être tenu vertical, l'ouverture en haut.

Il se trouve y avoir dans le tube trois liquides de densité différente, dont les extrêmes ne peuvent communiquer, séparés par une longue colonne de chloroforme, qui tient lieu de diaphragme.

Comme second temps de l'opération, on retourne le tube vivement, de manière à le mettre encore vertical, mais cette fois l'ouverture en bas, toujours maintenue bouchée par le pouce, et on plonge cette partie inférieure dans une capsule ou un verre plein d'eau.

C'est alors que se fait le mélange : le réactif de Millon, très-lourd, tend à descendre à travers le chloroforme, mais il rencontre aussitôt l'urine additionnée d'eau, qui, par sa moins grande densité, gagne la partie supérieure, se mélange à lui, le rend moins dense et le fait surnager au chloroforme. La réaction se fait aussitôt, des bulles de gaz naissent au milieu du liquide, montent à la cîme fermée du tube et chassent le chloroforme, en soulevant le doigt médiocrement appuyé. Lorsque la réaction semble diminuer, il faut retirer le tube de l'eau en bouchant fortement l'ouverture et lui imprimer de vives secousses de haut en bas, afin d'opérer un mélange plus intime des liquides et d'achever ainsi la réaction.

Ajoutons immédiatement que ces secousses ont un double effet : celui que nous venons d'indiquer et ensuite celui de faire absorber par le chloroforme tout le bioxyde d'azote qui se serait formé dans la réaction.

Puis on replonge le bout inférieur dans l'eau pour laisser sortir le chloroforme chassé par le nouveau gaz formé.

Bientôt il ne se dégage plus de gaz, la réaction est terminée.

Comme nous le montrerons plus tard, le gaz contenu dans le tube doit être de l'azote et de l'acide carbonique en égale quantité. Mais de fait, il y a plus d'azote que d'acide carbonique, puisque ce dernier gaz s'est en partie dissous dans l'eau. Quant au bioxyde d'azote qui aurait pu se former, nous n'en faisons plus mention, le chloroforme l'ayant absorbé.

Il s'agit de faire disparaître l'acide carbonique, et de la quantité d'azote on pourra déduire celle de l'urée. A cet effet, après avoir enlevé le pouce obturateur, on incline légèrement le tube dans l'eau, près de sa surface, pour laisser écouler le liquide acide du tube, qui, par sa plus grande densité, gagne le fond et est remplacé par de l'eau. On change l'appareil de vase; on le porte dans un autre contenant de l'eau, en maintenant l'ouverture bouchée. Puis, au moyen d'un bouchon en caoutchouc, percé d'un trou dans lequel on a introduit un lingot de potasse caustique, on enfonce celui-ci dans le tube, sous l'eau. On applique ensuite le pouce sur le trou extérieur du bouchon; le tube étant sorti de l'eau, on agite vivement en tous les sens jusqu'à ce que la potasse soit fondue; après l'avoir replongé dans l'eau, on enlève le pouce, et aussitôt une colonne liquide pénètre dans le tube pour remplacer l'acide carbonique absorbé par la potasse.

Pour plus de précision, il est bon d'employer un second et même un troisième lingot de potasse, jusqu'à ce que le niveau du tube ne monte plus.

Le gaz qui reste est de l'azote; il n'y a plus qu'à lire le volume sur les graduations. Pour cela on plonge le tube dans une longue éprouvette pleine d'eau, afin d'établir un même niveau pour éviter l'erreur que le poids de la colonne liquide contenue dans le tube pourrait occasionner, après, toutefois, avoir laissé sortir la solution de potasse, plus dense que l'eau, et l'oxyde de mercure hydraté qui s'est formé avec la potasse.

Le niveau interne et externe étant obtenu, on lit sur les graduations, et le chiffre donne le poids en grammes et $\frac{1}{5}$ de gramme de l'urée par litre.

Quant à la graduation du tube, voici comment, à ce sujet, s'exprime M. Bouchard dans ses leçons professées à l'hôpital de la Charité : « Il n'est pas divisé en centimètres cubes ni en fraction de centimètres, il est fait pour des urines ne contenant pas plus de 40 grammes d'urée par litre. Comme je n'emploie pour le dosage que 2 centimètres cubes d'urine, je n'agis, au maximum, que sur 80 milligrammes d'urée, et comme 1 milligramme d'urée dégage, avec le réactif de Millon, 0 c. c.3727 d'azote, les 80 milligrammes ne pourront produire que 29 c. c.8 d'azote. Je fais donc mesurer, dans le tube, un espace de 29 c. c.8 et, à ce point, je marque 40. De cette façon, quand, employant 2 centigrammes d'urine, je verrai le gaz arriver jusqu'au point où est marqué 40, je pourrai, sans faire aucun calcul, déclarer que l'urine essayée contient 40 grammes d'urée par litre. Je fais, de plus, diviser tout l'espace compris entre le fond du tube et le point où j'ai marqué 40, en 40 divisions d'égal volume, et chacune de ces divisions est elle-même divisée en 5 parties égales. Je puis ainsi lire directement, d'après le chiffre des divisions et des subdivisions correspondant au point d'affleurement du gaz, pour toute urine dont j'ai employé 2 centimètres, le nombre de grammes et de cinquièmes de gramme d'urée renfermée dans un litre de cette même urine. Le tube a une longueur qui dépasse le double de la portion graduée. »

Nous ne pouvons passer à la théorie du procédé sans mettre en garde les expérimentateurs contre un inconvénient qui pourrait leur arriver, si, avant d'introduire la potasse dans le tube, ils n'avaient pas soin de laisser diluer le liquide acide qu'il contient. Il arriverait alors que la potasse ayant subi, pendant un certain temps, le contact de l'air, et s'étant ainsi carbonatée, forme tout d'abord du nitrate de potasse en abandonnant son acide carbonique; aussi, lorsque le liquide n'est pas entièrement saturé de potasse, au lieu de le voir monter dans le tube, le niveau descend, parce que le nouvel acide carbonique qu'a cédé la potasse n'a pu être absorbé. De sorte qu'il est bon, comme nous l'avons indiqué plus haut, d'introduire un second et même un troisième lingot de potasse pour saturer le liquide et absorber entièrement le gaz carbonique. En général, lorsqu'on a pris la précaution de laisser écouler tout l'acide du tube, et que la potasse est très-peu carbonatée, un seul lingot suffit.

Pour doser l'urée dans les vomissements, on procède, en quelque sorte, de la même manière, sauf une préparation et un calcul. Si on n'employait de la matière vomie que 2 centimètres cubes comme pour l'urine, l'urée contenue dans celle-ci serait le plus souvent inappréciable et occasionnerait des erreurs.

Voici, dès lors, comment on procède : on passe au tamis les vomissements pour les séparer des matières alimentaires, puis, après en avoir mesuré la quantité, on les rend neutres, s'ils ne le sont pas (en général, ils sont acides). On emploie pour cela du bicarbonate de soude, on précipite ensuite

les matières organiques avec une solution d'acétate basique de plomb, et on ajoute de l'acide sul-
furique ou de la potasse jusqu'à ce qu'il ne se pro-
duise aucune réaction sur le papier à réactif. Il
faut ensuite les filtrer au papier et enfin les
concentrer au bain-marie dans une capsule de
porcelaine pour en faire un extrait.

C'est cet extrait que l'on emploie pour le dosage
en quantité tout à fait arbitraire, puisque, par un
calcul, on réduit en milligrammes, on opère ensuite comme pour l'urine.

Le calcul arithmétique se résume en ceci :

On note la quantité de vomissements avant la
neutralisation, la quantité d'extrait, la quantité
employée en dosage et la quantité d'azote.

On multiplie par 2 cette quantité et on a, en milligrammes, l'urée qui y est contenue.

On multiplie cet azote doublée par la quantité
de l'extrait.

On divise le total par la quantité employée au
dosage, ce qui donne le poids de l'urée contenue
dans les vomissements dont l'extrait représente la
totalité.

On divise ce dernier chiffre par celui des vomissements et on multiplie par 1000 pour avoir le
poids d'urée par litre.

Ce que l'on peut rendre par la formule :

$$\frac{\text{Azote} \times 2 \times \text{Extrait} \times 1000}{\text{Quantité du dosage} \times \text{quantité totale.}}$$

Quels sont les phénomènes chimiques qui se
passent dans cette recherche d'urée?

Le réactif de Millon, dont on se sert dans le procédé de M. Bouchard, est un composé assez complexe. On peut le former extemporanément en faisant dissoudre du mercure dans de l'acide azotique concentré. Il se dégage un gaz qui devient rutilant au contact de l'air, mais dont la majeure partie se dissout dans le liquide acide, en excès, qui se colore en vert bleuâtre.

Si on avait mis une trop grande quantité de mercure, le réactif serait trop dense, il faudrait alors y ajouter de l'acide.

Voici sa composition :

> Azotite de mercure,
> Azotate de mercure,
> Acide azotique,
> Acide azoteux.

C'est l'acide azoteux qui paraît agir dans la réaction, mais il n'agit pas seul.

Voici l'équation de ce qui se passe réellement :

$$C^2H^4Az^2O^2 + AzO^3 + AzO^5$$
$$= AzH^3HO, AzO^5 + 2CO^2 + 2Az$$

Un équivalent d'urée se combinant avec un équivalent d'acide azoteux et un équivalent d'acide azotique, produisent un équivalent d'azotate d'ammoniaque, deux équivalents d'acide carbonique et deux équivalents d'azote.

Il se forme aussi du bioxyde d'azote.

A ce sujet M. Boymond s'exprime ainsi : « Cette réaction a été le point de départ du procédé de dosage de Millon, par l'absorption de l'acide carbonique au moyen de la potasse ; mais on ne s'inquiétait que de la quantité d'acide carbonique et on exprimait cette réaction par l'équation suivante :

$$C^2H^4Az^2O^2 + 2AzO^3 = 4HO + 4Az + 2CO^2,$$

c'est-à-dire sans indiquer la formation d'ammoniaque et de deux volumes égaux des deux gaz.

« M. Berthelot traduit cette réaction par la formule :

$$C^2H^4Az^2O^2 + 6O = 4HO + 2Az + 2CO^2,$$

mais il ne signale pas la formation d'ammoniaque.

« Cette réaction, déjà citée par Liebig, Wœhler, Ludwig, Strohmeyer, Schlossberger et Neubauer, a été pour moi l'objet d'une étude spéciale ; je me suis assuré de l'exactitude de la première équation. »

Il résulte des recherches que Millon a faites, que les acides urique, hippurique, acétique, oxalique, lactique, butyrique, l'albumine et le sucre de diabète sont sans influence sur le dosage de l'urée par l'acide azoteux.

M. Boymond a essayé l'action du réactif de Millon sur les substances dont ce chimiste a donné la liste et qui sont celles que l'on rencontre le plus souvent dans l'urine. Cette action, observée séparément, ou sous le rapport de l'influence qu'elle pourrait exercer sur le dosage de l'urée, est nulle. Ajoutées à l'urée pure, dans de nombreux dosages opérés avec l'appareil dont il se servait, ces substances n'ont pas fait subir de modification aux résultats.

A ces substances, M. Boymond pense devoir

joindre la créatinine qui est contenue dans l'urine normale et la xanthine, l'hypoxanthine, la guanine, la leucine, la tyrosine que l'on peut rencontrer dans certaines urines pathologiques.

Ces diverses substances, chauffées dans un tube à essai avec le réactif de Millon, ne produisaient pas de dégagement gazeux dû à leur décomposition. (Boymond. *De l'urée*, 1872.)

Tous les corps que nous venons de passer en revue ne donnent lieu à aucun dégagement gazeux, capable de modifier le résultat dans le dosage de l'urée, sous l'action du réactif de Millon ; mais il n'en est pas de même de l'acide urique, qui, sous l'influence de ce réactif, donne naissance à une quantité considérable de gaz : 1 gramme de cette substance laisse dégager 81 centimètres cubes d'azote.

Voilà qui paraît, au premier abord, une source d'erreur considérable. Il n'en est rien cependant, grâce à la lenteur avec laquelle l'acide urique se laisse décomposer par le réactif de Millon. Pour doser une solution de cet acide, par ce procédé, il faudrait près de 24 heures ; or, on sait qu'un dosage d'urée se fait facilement dans cinq minutes. Dans le même temps une urine, qui contiendrait une forte proportion d'acide urique, ne produirait qu'une quantité d'azote représentant 3 ou 4 milligrammes. Erreur si minime qu'elle devient négligeable.

Jusqu'ici nous n'avons pas parlé des erreurs relatives au volume de l'azote qui pourraient survenir sous l'influence de la pression atmosphérique et de la température. Sous ce rapport , le procédé paraît défectueux, et il le serait, en effet, si, par un moyen fort ingénieux, M. Bouchard ne s'était garanti contre cette source d'erreur.

Voici comment : le point 40, sur le tube gradué(1), au lieu d'être marqué au niveau de 29 c. c. 8, qui représente, en gaz azote, la valeur de 80 milligrammes d'urée, comme nous l'avons dit plus haut, est marqué au niveau de 31 c. c. 6, volume qu'occuperait le même gaz à 17 degrés centigrades et à la pression 0,76. Comme les laboratoires ont, en général, cette température, il ne reste plus qu'à se servir d'eau à 17 degrés pour établir le niveau, et l'erreur disparaît.

Comme on le voit, le procédé que M. Bouchard emploie n'est autre que celui de Millon modifié, mais ces modifications sont si importantes qu'elles sont capitales.

Maintes fois, pour vérifier la justesse de cette méthode, nous avons dosé une solution titrée

(1) Si, avec un tube qui n'a pas cette rectificationdans la graduation, on désirait pousser l'exactitude jusque dans sa dernière rigueur il faudrait faire le calcul suivant dont voici la marche :

Le volume cherché égale le volume trouvé multiplié par le résultat du calcul suivant :

$$V^o = V \times \left(\frac{H - F}{(1 + \alpha t) \times 0,76} \right)$$

Dans cette formule V° volume cherché.

       V   volume trouvé.

       α le coefficient de dilatation des gaz $= 0,00367$.

       t   température.

       H   pression atmosphérique.

       F   tension maxima de la vapeur d'eau à T° donné par les tables.

d'urée, fraîchement préparée et, chaque fois, le résultat était exact.

DES VOMISSEMENTS.

Nous voudrions nous prémunir contre toutes les objections qui pourraient nous être faites sur les matières vomies et sur la difficulté d'un dosage exact.

Nous opposerait-on de n'avoir pas tenu un compte assez important de l'urée que pouvait contenir les viandes qui ont servi d'aliment et d'attribuer ainsi à la sortie de l'organisme, par la voie stomacale, une urée qui ne proviendrait que des matières azotées ayant servi à la nutrition et, dont la transformation s'est opérée dans l'estomac?

Cette objection serait peu importante au point de vue de l'urée, formée dans le travail de la digestion stomacale, parce que la quantité est si minime qu'elle est presque inappréciable. Pour ce qui serait de l'urée ingérée, nous avons voulu chercher combien en contient le bouillon. Plusieurs dosages nous ont donné la même quantité, et l'urée trouvée a été de 14 milligrammes par litre. M. Bouchard a eu la complaisance de vérifier notre dosage, et il a eu le même résultat.

Nous opposerait-on encore de n'avoir pas la quantité exacte d'urée, à cause de la transformation partielle en carbonate d'ammoniaque, sous l'influence de la chaleur, pendant l'évaporation au bain-marie.

Nous savons, en effet, que l'urée peut se décomposer sous l'influence de la chaleur, mais nous ne croyons pas qu'il y ait lieu de tenir compte ici d'une différence aussi faible. Du reste, tous ayant été concentrés avant d'être dosés et se trouvant dans les mêmes conditions, il en résulte une proportion égale. L'action sur le papier à réactif est nulle avant et après l'évaporation.

La quantité d'urée éliminée par tout individu en bonne santé varie journellement. S'ensuit-il qu'il se porte plus mal un jour qu'un autre? Non, c'est un enseignement plus pratique et plus clinique qui doit attirer notre attention.

La quantité d'urée qui se trouve dans les vomissements n'est pas proportionnelle aux liquides vomis, elle est indépendante de ceux-ci, à cause des matières étrangères aux liquides sécrétés par l'estomac. Nous ne devons donc pas, dans ce cas, rechercher la quantité d'urée par litre, mais celle éliminée en vingt-quatre heures.

OBSERVATIONS.

Obs. I. — Madeleine X..., fille de salle à l'hôpital de la Charité, fut prise tout à coup et sans cause bien connue de douleurs abdominales atroces qui lui faisaient proférer des cris les plus déchirants. Après avoir employé tous les calmants, on fit usage du chloroforme. Elle vomit à son réveil 600 cent cub. de liquide, car depuis assez longtemps elle n'avait pris aucun aliment solide, mais avait bu beaucoup de potions. Cette quantité de vomissements a donné à l'analyse 0 gr. 010 millig. d'urée ou 0 gr. 017 millig. par litre.

Obs. II. — Au n° 10 de la salle Sainte-Madeleine est une femme, Ch. L..., âgée de 20 ans, atteinte de fièvre typhoïde, qui a vomi 100 c. c. de matières ne donnant que des traces d'urée au dosage. Les urines de ce jour qui sont en petite quantité n'en contiennent pas du tout. Douze jours plus tard, on recueille 430 c. c. de vomissements qui offrent encore de plus faibles traces d'urée que la première fois. Les urines du même jour contiennent 5 gr. 60 d'urée par litre. La malade meurt dans la soirée. Le sang, pris à l'autopsie du corps, a été analysé et nous avons trouvé qu'il contenait 0 gr. 121 mill. par litre.

Obs. III. — W... (Suzanne), âgée de 23 ans, atteinte de rougeole, entre à l'hôpital de la Charité, le 11 août 1873. Elle prend de l'ipéca ordonné à la visite, et boit deux litres d'eau tiède pour provoquer les vomissements. Elle rend 500 cent. cub. qui donnent à l'analyse quelques milligrammes d'urée.

Il n'est pas étonnant dans ce cas de ne trouver que très-peu d'urée, à cause de la grande quantité de liquide que la malade avait bue. Les vomissements ont été tardifs, de sorte que le premier liquide ingéré avait franchi le pylore en lavant la muqueuse stomacale.

Trois jours après, surviennent chez cette femme des vomisse-mements verts porracés. Dans 140 c. c. de ceux-ci on trouve 0 gr. 078 d'urée ou 0 gr. 557 par litre. Les urines contenaient 27 gr. d'urée par litre et pas d'albumine.

Obs. IV. — A une autre malade atteinte de pneumonie, on donne de l'ipécacuanha. Aucun vomissement n'a eu lieu. Ce médicament a eu un effet purgatif. La quantité des matières fécales est de 400 c. c., et celle de l'urée est de 0 gr. 120 ou 0 gr. 300 milligr. par litre.

Obs. V. — Chez une autre qui a une péritonite puerpérale et une albuminurie de la grossesse, on trouve dans 500 c. c. de matières vomies, 0 gr. 178 d'urée ou 0 gr. 230 par litre. Les urines contenaient ce jour-là 13 gr. 20 d'urée par litre. Le lendemain dans 450 c. c. de vomissements on a trouvé 0 gr. 178 d'urée ou 397 par litre. La mort a eu lieu le jour suivant.

Obs. VI. — B..., âgée de 22 ans, couturière, occupe le n° 16 de la salle Sainte-Madeleine à la Charité. A l'âge de 17 ans, des accès nerveux de rire et de pleurer sans motif ont commencé, elle est en même temps atteinte d'une affection inflammatoire abdominale qui a nécessité l'emploi de la glace. Réglée à 12 ans, elle a eu des irrégularités dans ses menstrues jusqu'à 18 ans. A 21 ans, à la suite d'une contrariété, ont commencé les accès d'hystérie. Alors se sont montrés les vomissements, parfois sur-venant immédiatement après le repas, parfois le matin à jeun en se levant. A partir de la première atteinte convulsive, elle eut une paraplégie qui l'empêcha entièrement de marcher et les membres supérieurs devinrent plus faibles qu'auparavant, Après plusieurs séjours successifs à l'hôpital, la paralysie a bien dimi-nué, mais les vomissements ont continué au point qu'en deux mois elle comptait à peine deux jours où ils n'étaient pas sur-venus. Les forces sont revenues aux membres supérieurs. La dé-marche est un peu plus assurée. Du mois de mai au mois d'oc-tobre, elle a pris de l'iodure de po'assium et des douches.

Voici l'analyse de ses vomisements :

| 1873. | VOMISSEMENTS | | URINES | |
	Quantité en 24 h.	Urée dans la qté vom.	Qté en 24 h.	Urée.
Août 16	480 c. c.	0 gr. 150 m.	—	—
19	240	0 312	—	—
20	450	0 153	—	—
21	650	0 136	—	—
22	780	0 136	—	—
23	1000	0 194	—	—
24	1160	0 346	—	—
26	410	0 525	—	—
27	450	0 569	—	—
28	222	0 103	620 gr.	28 gr. 89
30	Pas de vomissements.		1710	35 91
31	810	0 237	880	24 28
Sept. 1	Perdus.		1480	24 48
2			1470	32 34
4	1070	0 608	480	8 12
5	385	0 202	1100	28 60
6	275	0 225	1750	19 60
8	500	0 477	2060	32 96
10	330	0 256	1630	46 90
13	251	0 126	1440	36 50
14	355	0 542	1640	20
15	285	0 224	1010	7 47
16	Pas de vomissements.		1360	32 60
17	285	0 113	1740	26 10
18	Perdus.		830	9 13
19	Pas de vomissements.		2120	31 7
21	200	0 003		10 5
22	250	0 674		
Oct. 13	100	0 042	1180	21 71
Janv. 2	520	1 080	1200	15 20
3	385	0 097	1330	13 30

Depuis le 1ᵉʳ février 1874 la malade prend du valérianate de caféine, à la dose de 0,60 centigr. par jour en trois paquets, et les vomissements se sont arrêtés.

Obs. VII. — Marie D..., âgée de 24 ans, est couchée au nᵒ 12 de la salle Sainte-Madeleine. Une partie de l'histoire de cette jeune fille a fait le sujet d'une clinique de M. Bouchard, elle a été publiée par M. Michel, externe du service, dans le *Mouvement médical*, au mois de juillet 1873. Elle est hystérique et phthisique avec des vomissements qui surviennent toujours immédiatement après le repas, sans être provoqués par la toux, et des urines assez rares.

Vers le 20 août 1873, l'état de la malade s'était amélioré, elle ne vomissait plus et toussait très-peu. Elle-même sentait que la fièvre était moins forte le soir que précédemment; lorsqu'elle fut prise de douleurs abdominales très-considérables et de diarrhée très-forte, qui lui a duré deux jours.

La malade, qui, les autres jours, se tenait continuellement levée, fut obligée de s'aliter à cause des douleurs; son aspect indiquait la souffrance et l'abattement; les vomissements et la toux ont reparu; les urines sont toujours rares; la fièvre est plus forte chaque soir. Le 28 août, elle a eu 50 gr. d'urée par litre d'urine; le 29, l'énorme quantité de 64 gr. 6 par litre. La quantité exacte de ce qu'elle a uriné dans les vingt-quatre heures est inconnue; elle est moindre qu'un litre.

1873.	VOMISSEMENTS		URINES	
	Quantité en 24 h.	Urée dans la qté vom.	Qté en 24 h.	Urée.
Août 22	300 c. c.	0 gr. 109		
23	300	0 015		
26	200	0 115		
28	Pas de vomiss.			
30	460	0 039	600 gr.	42 gr.
Sept. 3		0 078	630	10 45

Frissons répétés — diarrhée — douleurs violentes dans les reins et le ventre.

4 Pas de vomissements, mêmes douleurs, frissons et fièvre, nausées. — Perte de connaissance à la suite d'une injection de morphine. Mêmes difficultés pour uriner.

5	150 c. c.	0 gr. 044		

Mêmes symptômes, les 6, 7 et 8.

9	105 c. c.	des traces	310 gr.	7 gr. 99

Diarrhée très-abondante, — fièvre, — douleur abdominale, — frissons, — symptômes cholériques.

T. m. 37,4 Pouls m. 120.
T. s. 38,4 Pouls s. 96.

10	125 c. c.	0 gr. 007	100 gr.	2 gr. 4

Douleurs lombaires et abdominales,

T. m. 38,2.
T. s. 38,4.

L'urée diminue en quantité très-sensible dans les vomissements et dans les urines pendant tout le temps qu'elle a de la diarrhée. Celle-ci dure, très-abondante jusqu'au 14 septembre, puis s'arrête un peu sous l'influence des médicaments. On voit alors l'urée augmenter dans les vomissements. Mais elle demande son exeat et veut sortir malgré les avertissements bienveillants du chef de service, ce qui nous empêche de poursuivre notre étude et de donner les chiffres obtenus après la diarrhée.

Voici sa température pendant le cours de sa diarrhée cholériforme et la diminution momentanée de l'urée dans ses vomissements :

Le 11. Pouls 96.
Le 12. Pouls 96. — T. m. 37,8. — T. s. 37,8.
Le 13. Pouls 120. — T. m. 38   — T. s. 39.
Le 14.   —   — T. m. 37,4. — T. s. 37,1.

Obs. IX. — Chauvet (César), 34 ans, est reçu à l'hôpital de la Charité, comme atteint du choléra. Il occupe le n° 13 de la salle Saint-Michel, tous les symptômes qu'il présente sont ceux du choléra ; voici le résultat de notre recherche de l'urée dans ses vomissements : le 20 septembre la quantité vomie est de 1800 centimètres cubes, et celle de l'urée est relativement très-faible : 0 gr. 083 milligr. Le malade n'avait pas uriné depuis 18 heures, et ses envies à cet égard paraissaient être nulles. Ce n'est qu'à grand'peine qu'on a pu retirer, en le sondant, 2 cent. cubes de liquide qui ont donné au dosage, fait avec le plus grand soin, 0 gr. 0045. Les matières fécales peu abondantes : 90 c. c., ne contiennent pas d'urée. Le lendemain 21 septembre, la quantité de vomissements était de 740 c. c., et a fourni 0 gr. 130 d'urée. Ce jour-là les urines, dont la quantité était plus considérable que la veille, furent égarées et le dosage n'a pu être fait. — Le 22, il vomit 150 c. c., qui contiennent 0 gr. 034 d'urée. Les urines, en quantité plus grande encore que la veille : 600 c. c., donnent 3 gr. 48 d'urée. A partir de ce jour les vomissements se sont arrêtés, la quantité d'urine émise en 24 heures a augmenté graduellement et, avec elle, celle de l'urée ; ainsi :

Le 23 septembre 990 c. c. contiennent 21 gr. 97 d'urée.
Le 24   —   1050   —   27 gr. 09 —
Le 25   —   1650   —   34 gr. 00 —

Obs. X. — Au n° 15 de la même salle est couché un autre cholérique, qui est au déclin de sa maladie. Voici ce que présentent les vomissements que nous avons pu recueillir :

Le 17 septembre. Sur une quantité de 350 c. c. nous trouvons 0 gr. 151 d'urée.

Le 18. Sur 300 c. c. il y en a 0 gr. 088; dans l'urine, sur 1280 c. c. nous n'en trouvons que 8 gr. 19.

Le 20. Il y a peu de vomissements : 205 c. c. qui contiennent 0 gr. 033 d'urée. Dès ce jour, le malade ne vomit plus et sort guéri peu de temps après.

Nous avons déjà vu, chez le cholérique du n° 13 de la salle Saint-Michel, que les matières fécales ne contenaient pas d'urée. Nous ignorons si c'est une règle générale, puisque nous n'avons fait qu'une analyse de ce genre; mais ce qui tendrait à prouver que l'urée doit s'accumuler dans le sang, c'est le fait que nous offrent deux femmes cholériques, les n°s 15 et 13 de la salle Sainte-Marthe, qui ne vomissaient plus, mais dont l'une, le n° 15, avait du *purpura hæmorrhagica* et du sang dans ses urines, qui, sur une quantité de 1000 c. c., renfermait 14 gr. 20 d'urée.

Les jours suivants, le sang ayant disparu de l'urine, le dosage fut celui-ci :

Sur 1000 c. c. 6 gr. 40 d''urée.

Sur 1640 — 8 gr. 20 —

Sur 2000 — 12 gr. —

Voici l'analyse des urines du n° 13 :

Le 23 septembre. 970 c. c. contiennent 45 gr. d'urée ou 46 gr. 80 par litre (sang dans les urines).

Le 24. 1770 c. c. contiennent 23 gr. 61 d'urée ou 13 gr. 4 par litre (très-peu de sang).

Le 25. 3075 c. c. contiennent 21 gr. 52 d'urée ou 7 gr. par litre (pas de sang).

Le 26. 2070 c. c, contiennent 14 gr. 90 d'urée ou 7 gr. 2 par litre (pas de sang).

On voit que l'urée diminue à mesure que le sang disparaît de l'urine.

Une femme cholérique de la même salle avait vomi 640 c. c. en vingt-quatre heures ; la quantité d'urée cherchée était nulle, nous n'avons pu recueillir, par plusieurs essais de dosage, la moindre bulle d'azote. Les urines, dont la quantité n'a pas été mesurée, mais qui était moindre que 1,000 c. c., donnaient 7 gr. 60 d'urée par litre.

Ce qui confirme davantage la diminution de l'urée dans l'urine chez un cholérique, c'est le fait du n° 16 de la salle Sainte-Marthe. Cette femme n'a pas uriné pendant son séjour à l'hôpital, qui fut de trente à trente-cinq heures. L'urine analysée a été prise sur le cadavre au moyen d'une sonde quatorze heures après sa mort ; nous n'avons pu recueillir que 17 c. c., qui ont donné 121 millig. d'urée ou 7 gr. par litre. Il est très-fâcheux que les vomissements aient été égarés et n'aient pu être dosés.

Qui dit amaigrissement dit désassimilation, et le résultat de ceci est la formation de l'urée. Or, nous voyons que, dans le choléra, l'urée se trouve éliminée en quantité très-minime, relativement à l'amaigrissement considérable qui a lieu, puisque la quantité est très-diminuée dans les urines, peu abondante dans les vomissements, nulle dans les matières fécales ; donc, sans avoir dosé du sang de cholérique, on est déjà en droit de supposer une accumulation de l'urée dans celui-ci.

Obs. XI. — H. G..., âgé de 25 ans, mécanicien, né à Paris, occupe le n° 26 de la salle Saint-Jean-de-Dieu.

Jusqu'à l'âge de 20 ans, sa santé a été bonne, mais, à ce moment, après une campagne sur mer, il commença à souffrir au creux épigastrique. Il exerçait alors la profession de mécanicien. Il n'avait pas de vomissements, pas de diarrhée, au contraire un peu de constipation, de fréquents maux de tête. Il y a deux ans il revint à Brest et se sentit beaucoup plus faible, les maux d'estomac surtout avaient augmenté.

Bientôt le malade perdit tout appétit, il ne mangeait guére plus que le soir, la gastralgie était très-intense.

A l'armée de la Loire, le malade éprouva de grandes fatigues, et c'est à cette époque que les vomissements survinrent, en même temps que des douleurs dans les jambes. Les vomissements qui avaient commencé par être purément pituiteux, devinrent bientôt noirs, et le malade raconte lui-même que les matières vomies ressemblaient à du marc de café. Les douleurs ne cessaient cependant pas d'être localisées au creux épigastrique, sans irradiation dans la région spinale.

Point de toux, bon état des sommets. En deux mois le malade n'avait eu que six vomissements, bientôt cependant ils devinrent plus fréquents au point qu'ils survenaient tous les jours. C'est alors qu'il entre à l'hôpital.

La diarrhée est survenue. De temps en temps, le malade a des vertiges, il lui semble qu'il va tomber, il a des éblouissements; ces accidents sont même ce dont il se plaint le plus.

On croit donc voir là, en l'absence de tumeur stomacale et vu l'âge du malade, un ulcère chronique de l'estomac s'accompagnant de vertigo a stomaco læso.

Pendant trois mois le malade est resté chez M. G. Sée; il fut soumis au régime lacté qu'il ne put supporter; seul l'emploi de la glace et de la charcuterie parut calmer ses vomissements.

Entré à Saint-Jean-de-Dieu au n° 22, on le soumet au régime lacté, combiné avec la glace et les alcalins; peu à peu il fut mis à même de manger quelques aliments demi-solides sans vomir. Il y eut, à cette époque, une grande irrégularité dans ses vomissements, tantôt ne supportant aucun aliment, tantôt les tolérant très-bien.

Il resta jusqu'en octobre 1872, époque à laquelle on l'a perdu de vue, lors de la réparation des salles.

Il reparaît de nouveau à l'hôpital le 20 janvier 1873.

On l'a remis depuis au lait et il n'a pas eu de guérison absolue. Il rentre avec des douleurs intolérables, quelques hématémèses, une douleur épigastrique qui ne s'irradie pas dans le dos. L'appétit est bon, il n'y a plus de vomissements immédiatement après le repas; lorsqu'ils ont lieu, c'est quatre ou cinq heures après avoir mangé. Son régime est de la viande crue et du lait. Les vomissements qui avaient cessé un instant, reparaissent vers la fin de février et les douleurs aussi. On a aujourd'hui des preuves que le malade se masturbait d'une manière fréquente. Il présente ensuite un ensemble de symptômes qui peuvent faire croire à une ataxie locomotrice progressive; mais M. Galezowski ne découvre aucune altération du fond de l'œil.

Ce sont les vomissements de ce malade que nous avons analysés

	VOMISSEMENTS.			URINES.		
Date.	Quantité vomie en 24 heures.	Urée en 24 heures.	Urée par litre.	Quantité en 24 heures.	Urée en 24 heures.	Urée par litre.
2 Octobre 1873.	300	0,035	0,115			
6 —	220	0,034	0,154	2000	16	8
9 —	Pas de vomissement.			870	14,1	16,20
12 —	270	analyse non faite.		880	10,73	12,20
13 —	Pas de vomissement.			1310	23,60	13
29 Décembre 1873.	1300	0,272	0,209	1100	7,48	6,8
30 —	Pas de vomissement.			720	34,72	25 0
31 —	Id.			800	21,75	17,4

Obs. XII. — Le 29 janvier 1874, nous avons pris un chien à jeun depuis 25 heures; après l'avoir fait uriner, nous l'avons fait vomir en lui introduisant dans l'estomac, au moyen d'une sonde œsophagienne, 20 cent. cubes environ d'une solution de sulfate de cuivre; ensuite nous lui avons pris 320 cc. de sang artériel.

Les urines contenaient 89 gr. 60 d'urée par litre.

Le sang donnait au dosage 0 gr. 064 d'urée pour 320 cc. ou 0 gr. 20 par litre.

Quant aux vomissements, nous ne pouvons dire la quantité exacte d'urée qu'ils renfermaient, parce qu'il nous est malheureusement arrivé un accident au mesurage de l'azote, mais nous pouvons certifier qu'il y avait une certaine quantité de ce gaz, qui indique la présence de l'urée.

TABLE DES MATIÈRES.

	Pages
Considérations générales.	5
Historique.	8
Urée au point de vue chimique et physiologique.	10
Urée dans les vomissements.	17
Du procédé de dosage.	19
Des vomissements	31
Observations.	33

Paris. A. Parent, imprimeur de la Faculté de Médecine, rue Mr-le-Prince, 31.

9 782019 276867